AF468727

ANOMALIES DE LA VARIOLE

DE QUELQUES

ANOMALIES DE LA VARIOLE

OBSERVÉES A LYON

PENDANT L'ÉPIDÉMIE DE 1870-71

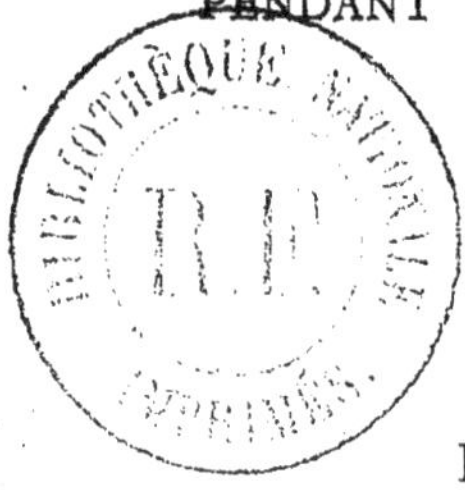

PAR

LE Dr MAYET,

MÉDECIN DES HÔPITAUX DE LYON.

(Mémoire lu au Congrès médical de Lyon, septembre 1872.)

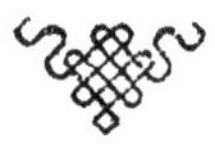

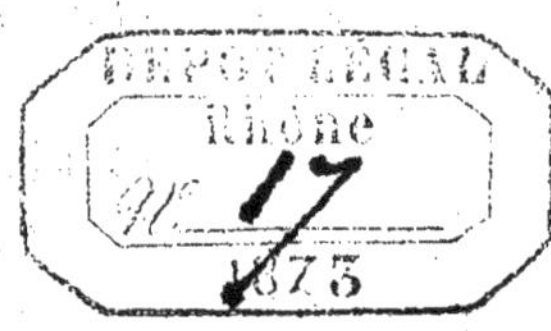

LYON

IMPRIMERIE D'AIMÉ VINGTRINIER

Rue de la Belle-Cordière, 14

1872

DE QUELQUES

ANOMALIES DE LA VARIOLE

Je viens offrir au Congrès quelques faits qui m'ont paru mériter l'attention et les réflexions qu'ils m'ont suggérées, en le priant d'accueillir avec indulgence cette communication, qui n'est composée que de notes cliniques. A défaut d'originalité marquante, vous y trouverez, je l'espère, les traces d'une observation qui s'efforce d'être consciencieuse, et cela sera déjà beaucoup pour moi si vous lui accordez ce mérite modeste.

Il n'est pas de champ scientifique qui ait été plus cultivé que la variole, et cependant on trouve toujours quelque chose à y recueillir.

La dernière épidémie a été beaucoup moins grave à Lyon que dans beaucoup d'autres points de la France, et surtout à Paris.

Elle nous a cependant fourni des sujets d'étude assez nombreux.

Les faits que je vais vous soumettre ont surtout pour but de mettre en relief les diversités extrêmes d'apparence que peut revêtir la gravité dans la variole. (J'évite à dessin, avec M. Jaccoud, de me servir du mot de *malignité,* qui a été associé à des hypothèses métaphysiques inacceptables.)

Ils nous permettront d'étudier quelques conditions spéciales de la production de cette gravité, les indices très-variables par lesquels elle peut se manifester à l'observateur attentif alors que la plupart des autres symptômes sembleraient propres à le rassurer.

Enfin quelques-uns d'entre eux nous montreront la fausse gravité, si je puis m'exprimer ainsi, la gravité apparente qu'offrent au début certaines varioles à marche ultérieurement favorable et certaines varioloïdes d'une bénignité réelle extrême.

Quelques autres points pourront attirer notre attention dans l'histoire de nos malades, nous les indiquerons quand ils paraîtront le mériter. Nous résumerons nos observations aussi brièvement que possible, pour éviter tout détail fastidieux.

Notre premier fait peut être intitulé ainsi :

Variole cohérente chez une femme, robuste, antérieurement vaccinée, à période d'invasion d'une longueur inaccoutumée. Marche parfaitement régulière de l'éruption. Pendant la dessication invasion brusque d'accidents ataxiques mortels. (Tracés n° 1.)

La malade est âgée de vingt-cinq ans, de grande taille, bien musclée, d'une constitution remarquablement vigoureuse. Elle a été vaccinée et en porte les traces

La période d'incubation a pu être déterminée exactement car elle a été en contact avec des varioleux une seule fois huit jours pleins avant l'invasion des premiers symptômes.

La première période a été caractérisée par les phénomènes habituels, la faiblesse, la constipation, les vomissements répétés, la céphalalgie, mais avec cette particularité qu'il s'y joint une hébétude assez marquée, qui fait d'abord songer, malgré l'absence de symptômes abdominaux et la présence d'autres signes insolites, à une fièvre typhoïde, et cela d'autant plus facilement qu'au moment de son entrée apparaissent sur le ventre deux ou trois macules ayant tout à fait les caractères des taches rosées, et ne rappelant en rien l'apparence des papules varioliques.

De plus, la rachialgie a fait absolument défaut jusqu'au moment où nous l'observons.

Elle entre à l'hôpital le septième jour de la maladie. Elle

présente un pouls fort régulier à 120 et une température de 40.

La langue est rouge, un peu sèche sur les bords et à la pointe, recouverte au milieu d'un enduit blanc jaunâtre adhérent.

Pas de traces d'éruption variolique.

Le huitième jour au matin, la température axillaire étant à 39,4, le pouls à 120, la rachialgie se fait sentir pour la première fois et en même temps on constate une éruption de variole encore peu visible, quoique bien caractérisée.

A partir de ce moment, la marche de la maladie devient normale. En quatre jours l'éruption s'est complètement développée.

Pendant cette période la température se maintient d'abord entre 39.4 et 40, avec l'exacerbation habituelle du soir, et le pouls entre 121 et 120.

Une fois que l'éruption acquiert son complet développement ils s'abaissent graduellement, ainsi que cela a lieu dans les varioles qui doivent être régulières, l'une jusqu'à 37,6, l'autre jusqu'à 84.

Les facultés intellectuelles sont dans un état satisfaisant la langue, qui était devenue sèche, s'humecte en même temps de plus en plus.

Cette défervescence tout à fait rassurante nous fait oublier un peu les fâcheux indices de la première période. Nous pourrions croire la malade sauvée.

Le douzième jour, l'éruption est parfaitement sortie à la figure. Elle est cohérente. Le gonflement de la face commence.

Les papules sont graduellement devenues plus nombreuses et plus grosses aux membres et au tronc.

Les quatre jours suivants, tout va bien. La fièvre est médiocre. Le pouls oscille entre 84 et 108 et la température axillaire entre 37,4 et 38,9. La courbe, thermométrique suit son évolution parfaitement régulière d'oscillation ascendante, comme cela doit se produire au moment de la suppuration, sans dépasser des limites modérées.

Le gonflement de la face et plus tard celui des pieds et des mains, s'effectue très-bien. La suppuration est parfaite, les pustules bien développées, larges, ombiliquées. L'enduit mielleux, de bon augure, apparait sur celles du visage et cependant à partir du seizième jour le pouls et la température présentent une tendance inquiétante à l'élévation, en même temps un peu de somnolence et de sécheresse de la langue se produisent de nouveau,

Le dix-septième jour ces symptômes menaçants se prononcent, le pouls atteint 124 et la température axillaire 40,8 chiffre considérable et correspondant à une température centrale de près de 42.

La dessication s'effectue cependant à la face aussi régulièrement que possible.

Le dix-neuvième et le vingtième jour la langue est sèche. Le pouls et la température sont toujours très-élevés. La malade accuse un bien-être peu en rapport avec sa fièvre ardente.

Bientôt se produit un délire violent au moment même où il semble que le pouls et la chaleur tendent à s'abaisser, et la mort survient trois jours après, l'éruption étant en voie de dessication, le pouls et la température s'étant élevés de nouveau après des oscillations aux chiffres énormes de 150 et de 41,4, soit environ 42 et demi pour la température centrale. On trouvera plus loin les tracés du pouls et de la température pris sur cette malade.

Quels sont les enseignements que nous pouvons tirer de ce fait. Nous n'insistons pas sur des particularités si souvent observées d'une variole grave, mortelle développée hez un sujet antérieurement vacciné que son excellente santé, son âge un peu avancé met dans les meilleures conditions pour résister à la maladie.

L'appréciation des conditions individuelles qui font qu'une maladie virulente sera grave ou bénigne est encore impossible, on ne le sait que trop.

A peine entrée avec notre illustre observateur lyonnais, M. Chauveau, dans la voie de l'étude rigoureuse des processus virulents, la science est encore loin de pouvoir nous dire pourquoi un sujet en parfait état de santé sera souvent un terrain plus propice au développement d'une maladie grave qu'un organisme débile.

Ce que nous tenons à faire remarquer, c'est la valeur pronostique qu'a eue dans ce fait la longueur de la période d'invasion et la température élevée du début, quoique tout ensuite ait paru suivre une évolution légitime.

Les auteurs anciens et modernes sont partagés sur la signification du retard apporté à l'éruption.

Trousseau (1) prétend, après Sydenham, De Hen, Borsieri que plus la manifestation cutanée de la variole tarde à se produire, moins grave est la maladie. « Elle est, dit-il, nécessairement discrète lorsqu'elle tarde jusqu'au cinquième, sixième jour et à plus forte raison, plus tard encore, même jusqu'au quatorzième jour, ainsi que l'a vu De Hen. »

Cependant Sydenham et Borsieri admettent quelques exceptions excessivement rares pour certaines varioles confluentes. Jaccoud (2) s'élève avec raison contre l'aphorisme de Trousseau : « L'éruption précoce est confluente, la tardive est discrète. » Il affirme qu'après quatre jours pleins l'éruption n'est jamais confluente, souvent discrète, mais parfois cohérente. Notre cas lui donne raison, car nous avons eu affaire à une variole de cette dernière classe. M. Briquet est trop absolu quand il affirme (3) que dans les varioles graves la période d'invasion est généralement plus longue que dans les légères.

Non-seulement ici la longueur de la période d'invasion n'a pas empêché l'éruption d'être abondante, mais l'événement devait prouver que c'était là une anomalie à signification non moins fâcheuse que l'élévation initiale de la température. C'est en vain que l'éruption a revêtu ensuite les apparences les plus normales, c'est en vain que la courbe thermométrique est devenue celle d'une variole bénigne, que nous avons vu se succéder les signes si exactement regardés depuis Sydenham comme d'un heureux augure ; pustules bien développées, gonflement de la face et des extrémités, exsudat mielleux du visage, que la dessication s'est bien faite, l'anomalie du début avait pour ainsi dire prononcé sans appel sur la terminaison de la maladie, et le thermomètre devait nous dire bientôt qu'il ne fallait pas oublier les funestes présages qu'on en en avait tirés, enfin l'ataxie la plus désordonnée devait suivre

(1) *Clinique*, t. I, p. 5.

(2) *Pathologie*, t. II, p. 659.

(3) Communication à l'Académie sur *les varioles pendant le siége de Paris*

cette élévation révélatrice d'un danger prochain, pour aboutir à la mort.

Notre malade avait subi l'inoculation vaccinale, mais elle n'était certainement plus sous sa puissance préservatrice; aussi était-ce bien une variole avec toute sa gravité qu'elle avait conçue lorsqu'elle s'était exposée à la contagion, et dès lors l'irrégularité des symptômes était réellement menaçante.

Si, dans le cas précédent, l'apparence de santé parfaite du sujet et sa constitution robuste n'étaient pas faites pour faire présager une terminaison funeste, il n'en sera pas de même dans notre seconde observation, que nous pouvons intituler ainsi :

Variole cohérente à évolution parfaitement régulière chez un sujet en convalescence d'une fièvre typhoïde grave. Mort sans symptômes ataxiques autres que l'élévation de la température et du pouls.

Le malade, jeune homme de vingt-trois ans, très-robuste et bien portant jusque là, nous est apporté au neuvième jour d'une dothinentérie régulière, qui n'est sortie un peu des conditions habituelles que pour l'abondance des épistaxis. Il y a du gargouillement iliaque, de la diarrhée, des taches rosées et de l'hébétude. La langue est sèche au milieu, mais humide sur les bords. Le pouls est à 100, la température axillaire à 40,4.

La maladie continue très-régulièrement, si ce n'est que les épistaxis se renouvellent jusqu'au quinzième jour d'une façon insolite. La température se maintient élevée, entre 40 et 41,6 jusqu'au vingt-et-unième jour avec les oscillations habituelles.

Il n'y a jamais de délire proprement dit, mais le malade est dans un état d'abattement profond. Il en sort, quand on lui adresse la parole, pour répondre avec une présence d'esprit parfaite.

A la fin du troisième septenaire, la convalescence paraît se prononcer, la courbe thermique suit un abaissement régulier et de bon augure.

La période des oscillations descendantes paraît s'établir. La langue, qui était restée sèche, s'humecte. Mais la défervescence n'est pas complète, et au vingt-septième jour de la maladie le pouls est encore à 104 et la température à 38,6.

Tout à coup, au vingt-huitième jour, avec une température de 39,4, le pouls remonte au chiffre énorme de 132.

En présence de cette ascension désordonnée et quoique aucun indice ne nous révélât encore quelle en était la cause, le danger nous apparut évident et prochain.

La température n'avait suivi le pouls que de loin. Le jour où il s'éleva si brusquement, on ne trouva que 39,4 dans l'aisselle, chaleur élevée sans doute, mais non en rapport avec la fréquence extrême des battements de cœur.

Au même moment le malade, qui n'avait eu jusqu'alors que quelques signes de bronchite, présenta une toux fréquente avec expectoration séreuse abondante, mêlée de quelques stries de sang sans symptômes à l'auscultation.

Le lendemain une éruption de variole apparut sans avoir été précédé de rachialgie, ni de vomissements.

Pendant les trois jours suivants, l'éruption se développa, le pouls oscillant entre 124 et 140, maximum qu'il atteignit le quatrième jour de l'éruption. — Le sixième jour de l'invasion de la complication, l'éruption s'était très-bien développée, les boutons étaient devenus saillants. — Nous avions affaire à une variole cohérente, la langue était humide, et il semblait qu'il y eût une amélioration. Le pouls était à 108.

D'ailleurs, à part l'accélération de la circulation au début, l'état général s'était toujours maintenu très-bon en apparence. Le malade était beaucoup moins prostré que pendant sa dothinenterie. Il était presque gai.

Les septième, huitième et neuvième jours, le pouls remonte et reste à 128. La suppuration s'effectue très-bien à la face et est accompagnée d'un gonflement peu considérable, mais en rapport avec l'abondance médiocre de l'éruption.

Aux membres, les boutons, bien développés également, sont cependant légèrement violacés.

Le dixième jour, la dessication se fait à la face. L'éruption prend des caractères anormaux aux membres, le gonflement ne s'y effectue pas, et çà et là se présentent des phlyctènes. Le pouls est à 116, la température axillaire à 40,6. Le malade dit cependant qu'il se sent plein de courage.

Depuis deux jours un symptôme menaçant s'est produit en outre. L'expectoration est devenue purulente et comme nummulaire. En quelques points, elle est teintée en brun par du sang, quoique l'auscultation ne révèle que des râles sous-crépitants disséminés.

Le treizième jour, l'éruption s'est achevée presque régulièrement, mais le dénoûment, que tant d'autres signes désastreux faisait prévoir, va arriver. Le pouls remonte au chiffre énorme de 148, avec 52 inspirations par minute, et le malade meurt sans avoir eu le moindre délire, au moment où il venait encore de se lever seul et d'affirmer avec énergie qu'il se sentait de force à lutter contre la mort.

L'autopsie, faite avec soin, ne permet de découvrir aucune lésion grave. Les poumons sont sains, sauf un peu d'engouement dans les parties déclives, crépitants partout.

On ne peut même se rendre compte d'où provenait l'expectoration, si évidemment purulente, car les bronches, incisées très-loin, ne contenaient que du mucus incolore, et il n'y avait aucune vomique ou caverne. Il faut supposer que la sécrétion avait cessé d'être purulente dans les derniers moments de la vie. Dans l'intestin grêle, les ulcérations des plaques de Peyer étaient réparées quoiqu'on en retrouvât les traces évidentes sur la muqueuse cicatrisée, sous forme de taches arrondies, bien limitées, d'un rouge noirâtre.

Nous croyons cette observation digne d'attention par diverses particularités. Plusieurs auteurs ont déjà signalé la gravité de la variole succédant immédiatement à une fièvre typhoïde. Rillot et Barthez ont insisté sur la fréquence de la forme hémorrhagique dans ces cas. Notre observation ne peut nullement rentrer dans cette catégorie, car notre malade, si disposé aux épistaxis, pendant sa dothinentérie, eut à peine quelques ecchymoses pendant sa variole.

Dans un travail spécial sur la complication de la fièvre typhoïde par la variole. M. Durozies (1) cite plusieurs cas où il s'agissait seulement de varioloïdes peu graves, deux cas où

(1) *Gazette des hôpitaux*, avril et mai 1869.

la mort survint avec une éruption incomplètement développée, avortant brusquement ou n'ayant pu apparaître que sur une partie limitée de la peau. Aucun de ces cas ne ressemble au nôtre, si remarquable par l'évolution parfaite de l'exanthème.

Ici nous n'avons pas besoin des conditions de terrain inconnues pour expliquer l'anomalie de la maladie.

Elle se développe sur un sujet primitivement vigoureux et qui garde jusqu'à la fin quelques traces de cette énergie naturelle, mais elle le prend au sortir d'une maladie qui est déjà une des plus rudes épreuves que puisse subir l'organisme. Il a été affaibli, émacié, appauvri par cette longue lutte de trois semaines, par l'inanition qui résulte de la diète au moins relative qu'il a dû subir, par la combustion constante des tissus qui caractérise une fièvre intense. Il est donc naturel de le regarder comme courant un grand danger quand il se trouve atteint d'une affection dont le développement amène une dépense au moins aussi grande des principes organiques les plus nécessaires à la vie. De nombreux indices viennent, dès le début, signaler la détresse de l'organisme. Jamais nous n'avons été témoin d'une ascension aussi brusque et aussi exagérée du pouls. Et après la constatation d'un phénomène semblable, l'arrêt de mort était prononcé. Cependant l'éruption paraît s'effectuer presque régulièrement. Si l'on s'était fié à ses apparences, eût-on cru le malade menacé de mort? Mais le pronostic funeste devait fatalement être justifié, et malgré une énergie morale qu'une fin prochaine pouvait à peine terrasser, cet organisme, si bien doué pour la lutte, devait succomber à une double tâche.

Nous allons maintenant passer à une observation qui fait contraste avec les précédentes. Là nous verrons une série de circonstances éminemment funestes empêcher même ces apparences de résistance et jeter le malade dans une défaillance telle qu'il peut à peine réaliser ce qu'il y a d'essentiel dans la maladie, l'éruption, qui n'apparaît chez lui que comme une ébauche informe à peine reconnaissable.

Mme D..., âgée de 54 ans, très-affaiblie et amaigrie par des chagrins prolongés, ayant beaucoup souffert du froid, avant de tomber malade, dans une chambre mal chauffée, me fait appeler le 25 décembre 1871. Elle est malade depuis deux jours. Je la trouve en proie à une douleur très-vive, localisée exactement au niveau de l'articulation sacro-iliaque gauche. Elle a eu des vomissements bilieux répétés. Il y a de la constipation. La langue est blanche, collante au doigt. Le pouls à 120. Le lendemain, la douleur a un peu diminué. La malade a passé une nuit calme. Les symptômes sont les mêmes, du reste, que la veille.

Le soir de ce même jour, 26 décembre, la douleur reparaît au même lieu, mais avec un caractère d'intensité extrême. Elle ne laisse pas un instant de repos à la malade. De nouveau, vomissements. Aucun indice d'éruption. Quelques heures après ma visite, la douleur sacro-iliaque, devenue intolérable, cesse brusquement, mais la malade tombe, quoique conservant toujours ses facultés parfaitement intactes, dans un collapsus profond. Elle ne peut faire le moindre mouvement, peut à peine parler, sa voix est éteinte, son pouls est imperceptible. Elle annonce sa mort prochaine avec calme.

Nous observons alors, pour la première fois, sur la poitrine seulement, une multitude de taches ecchymotiques de la dimension de petites lentilles, de couleur violacée, sur la nature desquelles il est impossible de se méprendre. Cela nous paraît légitimer absolument le diagnostic de variole d'une anomalie extrême. L'aspect seul de l'exanthème le justifierait malgré son apparence si dissemblable de l'éruption variolique régulière, et si de plus on considère les symptômes de la période d'invasion, on ne peut conserver de doute.

Cette forme de variole forte a été bien décrite par Hébra (1), dans son *Traité des maladies de la peau*. Elle n'était pas très-rare, d'après cet auteur, avant la vulgarisation de la vaccine,

L'éruption, on a pu le voir, n'est pas son seul caractère spécial. La rachialgie présentait chez notre malade un siége tout à fait insolite.

Borsieri a signalé ces douleurs à siége anormal dans la variole grave, il les a vu occuper différents points du thorax, se montrer au niveau de l'échancrure sciatique, et il leur reconnaît une signification très-funeste.

(1) P. 246.

L'observation que nous venons de rapporter est un des nombreux exemples qui prouvent de quelle gravité est l'impossibilité du développement de l'éruption dans la variole.

On l'a dit souvent, et je ne crois pas qu'on puisse opposer à cette assertion d'objection sérieuse, l'évolution complète de ce travail exanthématique est nécessaire, fatale, inévitable. La clinique démontre à chaque instant que l'opinion qui voudrait subordonner uniquement la gravité de la maladie à l'influence fâcheuse exercée secondairement sur les grandes fonctions par l'inflammation cutanée et qui conduirait, par conséquent, à chercher à restreindre, si cela est possible, cette inflammation par des répercussifs, serait une théorie funeste.

Toutes les épidémies présentent de ces cas où un changement dans la marche des symptômes, jusqu'alors peu menaçants, a coïncidé exactement avec la disparition de l'éruption ou l'impossibilité de son développement.

Ces faits sont de notoriété vulgaire.

Qu'on me permette cependant de citer en quelques mots l'histoire d'un malade qui a offert ce phénomène à un degré remarquable.

Le 1er décembre 1871, on amène dans mon service un jeune homme de vingt-trois ans, qui a été vacciné et se trouve affecté d'une variole parfaitement régulière.

Les phénomènes d'invasion sont normaux, mais intenses, il n'y a pas de délire. Le pouls est à 100.

Le 2, le 3 et le 4 décembre, l'éruption se développe assez lentement, mais devient apparente. La fièvre est modérée. Pas de délire.

Le 5, la face est couverte d'innombrables papules plates et violacées. Celles qui étaient apparentes la veille ont avorté, Le malade est tombé dans le coma et meurt le même jour.

Nous venons d'étudier une série de cas de varioles anormales où la gravité paraît intimement liée à cette anomalie elle-même, mais ce serait à tort qu'on croirait que le danger n'existe que dans les cas irréguliers.

Il est une forme de variole grave qui se caractérise par l'absence de tout phénomène s'éloignant du type normal ou de toute complication véritable

Le malade n'a pas de délire, aucune fluxion viscérale n'existe, il n'y a ni hémorrhagie ni avortement de l'éruption. La face se gonfle bien. Tout est classique, pour ainsi dire.

L'éruption est seulement excessivement confluente, le pouls très-accéléré, la température très-élevée.

La mort survient avant la suppuration par le seul fait, ce semble, de l'abondance des boutons.

Jaccoud, qui signale en quelques mots cette forme, explique dans ces cas la mort par une dégénérescence rapide de la fibre musculaire du cœur, ou par une parésie de cet organe, due à une temperature excessive ou enfin par une suffocation subite due à une congestion pulmonaire intense.

M. Desnos (1), qui a étudié avec grand soin la myosite du cœur chez les varioleux, lui attribue également les morts qui surviennent pendant les premiers jours de l'éruption.

Il y a quelques années, je fus témoin d'un cas semblable. Il s'agissait d'une femme de trente ans, très-bien portante avant sa maladie. L'éruption fut précoce et tellement abondante, que non-seulement à la face, mais sur toute la surface du corps, les vésicules bien formées et ombiliquées se touchaient sans laisser le plus petit intervalle de peau saine. Le gonflement était énorme partout. Le pouls était très-accéléré. Il n'existait pas la moindre fluxion viscérale, ni le moindre délire, néanmoins la malade succomba presque subitement au sixième jour de la maladie.

Nous venons d'étudier des cas où la gravité de la variole n'était due en rien aux agents extérieurs, aux conditions atmosphériques, car chez tous elle s'était développée dans un milieu qui ne présentait rien de défavorable à ce point de vue. Je tiens maintenant à rapporter sommairement deux cas de variole grave développée dans la condition mauvaise créée par une température excessivement basse.

Dans les observations recueillies à Paris, à l'ambulance de Bicêtre, pendant le siége, par M. Blachez, ce médecin, sans

(1) Des complications cardiaques dans la variole.

Le travail de cet auteur ne nous étant pas connu au moment où nous observions les cas cités dans cette note, nous n'avons pas porté nos recherches sur ce point chez nos malades.

accorder une importance aussi grande qu'on pourrait le croire à cette influence, reconnaît cependant qu'elle s'est exercée d'une façon délétère sur ses malades.

C'est surtout au point de vue thérapeutique qu'on a émis des opinions paradoxales au sujet du mode d'action du froid dans la variole. Ce n'est pas de nos jours qu'on a commencé à s'en occuper, puisque Sydenham s'était déjà déclaré, contre l'opinion généralement admise à son époque, partisan d'une atmosphère plutôt fraîche pour les varioleux.

Sans doute il peut être très-indiqué de modérer la chaleur par des affusions froides quand elle est excessive, mais nous croyons beaucoup plus dans ces cas à l'efficacité et à l'innocuité des bains tièdes prolongés, et nous trouvons déplorable la pratique d'Hébra, qui, dans tous les cas de variole grave, conseille de laisser les malades presque continuellement plongés dans l'eau glacée.

Il me semble que les plus simples notions de physiologie pathologique doivent faire admettre l'influence désastreuse d'une soustraction continue et incessante du calorique de la peau.

Je ne crois pas, je l'ai dit, qu'on puisse raisonnablement contester que l'éruption varioleuse ne soit un phénomène fatal qui ne puisse être entravé qu'au prix des dangers les plus sérieux. Je viens de rapporter un cas type de cette forme, si fréquemment observée, où l'avortement brusque de l'éruption, alors que le malade semble dans de très-bonnes conditions d'ailleurs, est le signal d'accidents mortels.

Or, le froid appliqué d'une façon continue détermine, c'est un fait d'observation vulgaire et journalière, une anémie du tégument, par contraction permanente des artérioles cutanées. Comment peut-on admettre que dans ces conditions l'évolution d'un processus inflammatoire, où l'élément hyperhémie joue un rôle nécessaire, puisse se faire régulièrement?

Je pense donc, avec tous les cliniciens, que l'éruption, travail morbide qu'on n'a pas encore trouvé le moyen de supprimer sans danger, est favorisée par une atmosphère d'une chaleur douce, et contrariée au contraire par le séjour dans un milieu très-froid.

J'ai observé deux malades, placés dans des conditions désastreuses à ce point de vue. Ils étaient arrivés à l'hôpital à un moment où la garnison était excessivement nombreuse à Lyon, et où l'on ne savait comment loger les malades qu'elle fournissait. On leur avait affecté provisoirement une salle servant habituellement à un autre usage et très-mal close. La température, au mois de décembre 1870, on ne s'en souvient que trop, était d'une rigueur excessive. Quoiqu'on s'efforçât d'employer les moyens de chauffage les plus efficaces, il arriva, pendant presque tout le temps de l'évolution de l'exanthème, qu'elle descendit dans la salle à + 2, + 1, 0° , même — 2, — 3, — jusqu'à — 4 et — 5.

Le premier de ces deux malades, jeune soldat de vingt-deux ans, eut une période d'invasion régulière, une éruption cohérente qui se développa mal. Le délire commença au deuxième jour de l'éruption, en même temps que se produisait un abaissement notable de la température extérieure. Le pouls ne fut jamais très-accéléré (108 au maximum). L'éruption atteignit la période de dessication sans que le gonflement de la face se fût produit. Les accidents ataxiques devinrent d'autant plus violents que le froid extérieur était plus intense, et la mort survint dans la nuit du 4 au 5 décembre, où il atteignit au dehors — 13 et dans la salle — 6.

Chez l'autre malade, jeune homme de vingt-cinq ans, la période d'invasion fut également régulière, l'exanthème se développa bien, les boutons furent saillants, la défervescence normale après l'éruption, le gonflement se produisit quoique médiocre, et cependant, à partir du neuvième jour, au même moment que chez le précédent sujet, alors que le froid commençait à se faire sentir, le délire débuta violent, disparut un moment pendant la suppuration, pour revenir d'une intensité extrême le jour où le thermomètre descendit à — 13, et entraîner la mort avec une disparition brusque du gonflement de la face.

Je veux enfin attirer votre attention sur un fait qui démontre que quelques malades sont doués d'une force de résistance qui n'empêche pas la guérison, malgré les anomalies les plus graves. Il prouve aussi qu'après avoir échappé aux plus grands dangers, au moment où ils paraissent arriver au port, leur organisme épuisé peut encore rencontrer de nouveaux écueils où il peut encore ne pas échouer. Tout le monde connaît, parmi ces accidents de la convalescence, les abcès consécutifs · ce n'est pas seulement de cela que je veux parler, mais encore d'un œdème grave, signalé déjà, mais assez rarement, indice d'une débilitation et d'une anémie extrêmes.

Le malade sur lequel nous l'avons observé était un homme de trente ans, bien constitué. La période d'invasion fut régulière. La température axillaire, vers la fin de cette période, atteignit le maximum de 40,4. L'éruption se prononça difficilement, le malade se mit à délirer violemment, le thermomètre se maintenant entre 39 et 40. Le délire devint de plus en plus violent.

Le neuvième jour le pouls atteignit 132 et la température 41,6, chiffres d'une élévation très-inquiétante. A ce moment, la suppuration se prononça franchement, le gonflement de la face se produisit, et la maladie marcha dès lors très-régulièrement. L'amélioration fut marquée par un abaissement notable de la température qui, pendant la période de suppuration, oscilla entre 39 et 40. Le gonflement des mains se fit bien. Le délire alla en s'atténuant. Vers le dixième jour une complication pulmonaire se produisit, et le malade présenta les signes d'une bronchite assez intense.

La température se maintenait encore élevée, mais à partir de ce moment, elle s'abaissa, ainsi que le pouls.

Le malade était alors dans un état d'amaigrissement extrême. Bientôt se produisirent des abcès répétés qui entravèrent la convalescence.

Enfin survint, après l'ouverture de plusieurs phlegmons rapidement passés à la suppuration, en différents points du tronc et des membres, un œdème considérable des deux jambes et du scrotum, sans albuminurie. Chose remarquable, ce symptôme, qui, dans l'état de faiblesse profonde et d'amaigrissement extrême où se trouvait le malade, nous avait fait porter le pronostic le plus funeste, dura deux jours à peine. Le surlendemain de son apparition, après l'administration de quatre grammes de sel de nitre, il se produisit une diurèse très-abondante, et l'anasarque disparut brusquement pour ne plus se reproduire.

La convalescence marcha très-régulièrement, malgré quelques nouveaux abcès de petit volume et une émaciation dont on peut à peine se faire une idée. Le malade, dont l'appétit devint dévorant, reprit graduellement ses forces.

Etudions rapidement, maintenant, quelques anomalies à apparence menaçante mais, en réalité, peu dangereuses, que nous avons observées dans la variole modifiée par la vaccine.

Je mentionnerai d'abord une variole en corymbe chez une vaccinée qui se recommande à notre attention par plusieurs particularités. Dans ce cas, comme dans le premier que nous avons rapporté, il nous a été possible de déterminer la durée de l'incubation, la malade ayant passé une seule nuit, dix jours exactement avant les premiers phénomènes de l'invasion, auprès d'un enfant qui était atteint d'une variole mortelle.

On sait que les auteurs diffèrent au sujet de la durée de l'incubation. Trousseau la fixe entre huit et onze jours. Dans notre première observation elle a été de huit jours, dans celle dont nous nous occupons, de dix jours.

La période d'invasion chez notre malade fut accompagnée d'indices inquiétants, la température axillaire s'éleva jusqu'à 40,6, le pouls jusqu'à 120, elle eut une rachialgie d'une intensité extrême, des épistaxis répétées, enfin même deux syncopes avec perte complète de connaissance. On voit combien de signes pronostics funestes étaient réunis. Cependant tout marcha ensuite avec une régularité parfaite. La température redevint modérée. Elle présenta de nouveau, vers le vingt-deuxième jour, une élévation très-grande, coïncidant avec la formation d'un petit abcès. Puis, tout rentra dans l'ordre, et cette malade nous offrit le type d'une variole en corymbe presque cohérente, à marche aussi normale que possible.

Je tenais à mentionner ce cas, comme type de variole régulière chez un vacciné, après des phénomènes d'invasion à apparence menaçante.

On trouvera plus loin les tracés du pouls et de la température dans ce cas. (N° II.)

Citons encore, comme varioloïde à début menaçant, l'observation d'un malade qui entra à l'hôpital en convalescence d'une dyssenterie grave avec une température axillaire de 40,8, un pouls à 116, une langue rouge, sèche, fendillée, et sur les épines iliaques et le ventre de nombreuses pétéchies. Nous étions ici en présence d'un de ces variolous rash hémorrhagiques, dont Trousseau affirme la bénignité, que Jaccoud déclare d'un pronostic funeste, et dont on a cité de nombreux cas dans les dernières épidémies à Paris et à Lyon, tantôt sur des sujets atteints de varioloïde bénigne, tantôt dans des cas mortels. Un ensemble de phénomènes inquiétants donnait à ce symptôme un caractère peu rassurant.

Cependant cette apparence funeste disparut comme par enchantement, le lendemain de l'entrée du malade, par l'apparition d'une varioloïde très-discrète. La défervescence fut très-rapide.

L'éruption se fit en plusieurs poussées, avec quelques recrudescences de température, puis la convalescence s'établit rapidement. (Voir le tracé du pouls et de la température, N° III.)

Dans un second cas, l'apparence des symptômes d'invasion fut encore plus menaçante. La maladie débuta brusquement chez un jeune homme de vingt-cinq ans, atteint, antérieurement d'anémie, par des étourdissements qui l'obligèrent à se mettre au lit, où il fut pris immédiatement d'une syncope. Il resta sans connaissance pendant un temps qu'il ne peut préciser. Quand il revint à lui, il était en proie à des frissons violents, avec céphalalgie très-forte. Il eut ensuite une fièvre brûlante qui dura plusieurs heures. La nuit fut calme.

Le lendemain, les mêmes symptômes se reproduisirent, il tomba de nouveau privé de connaissance, et il resta une demi-heure dans cet état. Il entre à l'hôpital le jour suivant avec une fièvre vive, de la céphalalgie, une rachialgie violente. Le jour de son entrée, nouvel accès de fièvre. Le lendemain, éruption de varioloïde discrète, et depuis lors les accès vont en diminuant en même temps que la dessication s'opère.

Nous résumerons en ces quelques propositions ce qui paraît ressortir des observations que nous venons de vous communiquer :

1° Les anomalies dans la variole vraie non modifiée par la vaccine ont toujours une signification grave, alors même qu'elles porteraient sur un seul ou même un petit nombre de symptômes.

2° Le retard de l'éruption est parfois une irrégularité à signification menaçante dans la variole confluente ou cohérente, quand même l'exanthème suivrait ensuite une marche régulière en apparence. Le danger peut reparaître alors que le malade semble sauvé, vers la fin de l'éruption, et la mort donner raison au pronostic funeste porté dès le début sur ce simple indice.

3° La gravité de la variole est extrême lorsqu'elle se développe sur un sujet déjà affaibli par une maladie infectieuse, fébrile et à longue évolution, comme la fièvre typhoïde, alors même que l'exanthème paraît marcher régulièrement.

4° La variole chez les sujets âgés et surtout affaiblis par la misère et les chagrins peut présenter au plus haut degré le caractère de l'anomalie et les tuer avant que l'éruption ait eu le temps de se montrer ou alors qu'elle s'est à peine manifestée.

5° Une température très-basse du milieu où se trouvent les malades peut donner une gravité exceptionnelle à la maladie.

6° La variole même, parfaitement régulière, sans la moindre complication, sans délire ni fluxions viscérales chez un sujet robuste, avec un développement régulier de l'exanthème, peut, par le seul fait de sa confluence, causer la mort rapide du malade probablement par arrêt du cœur résultant d'une température excessive ou d'une dégénérescence rapide des fibres de cet organe.

7° L'œdème cachectique qui suit une variole très-grave, même avec complication d'abcès répétés, n'est pas absolument incompatible avec une guérison rapide.

8° La variole modifiée par une vaccine antérieure et la varioloïde peuvent se manifester au début par des symptômes anormaux effrayants, une température excessive, des syncopes, des pétéchies, et le malade n'avoir ensuite qu'une éruption parfaitement régulière et bénigne, ou même une varioloïde insignifiante.

VARIOLE COHÉRENTE MORTELLE

Température & Pouls

élevés au début, d'une élévation extrême
à la fin de la dessication avec accidents ataxiques mortels

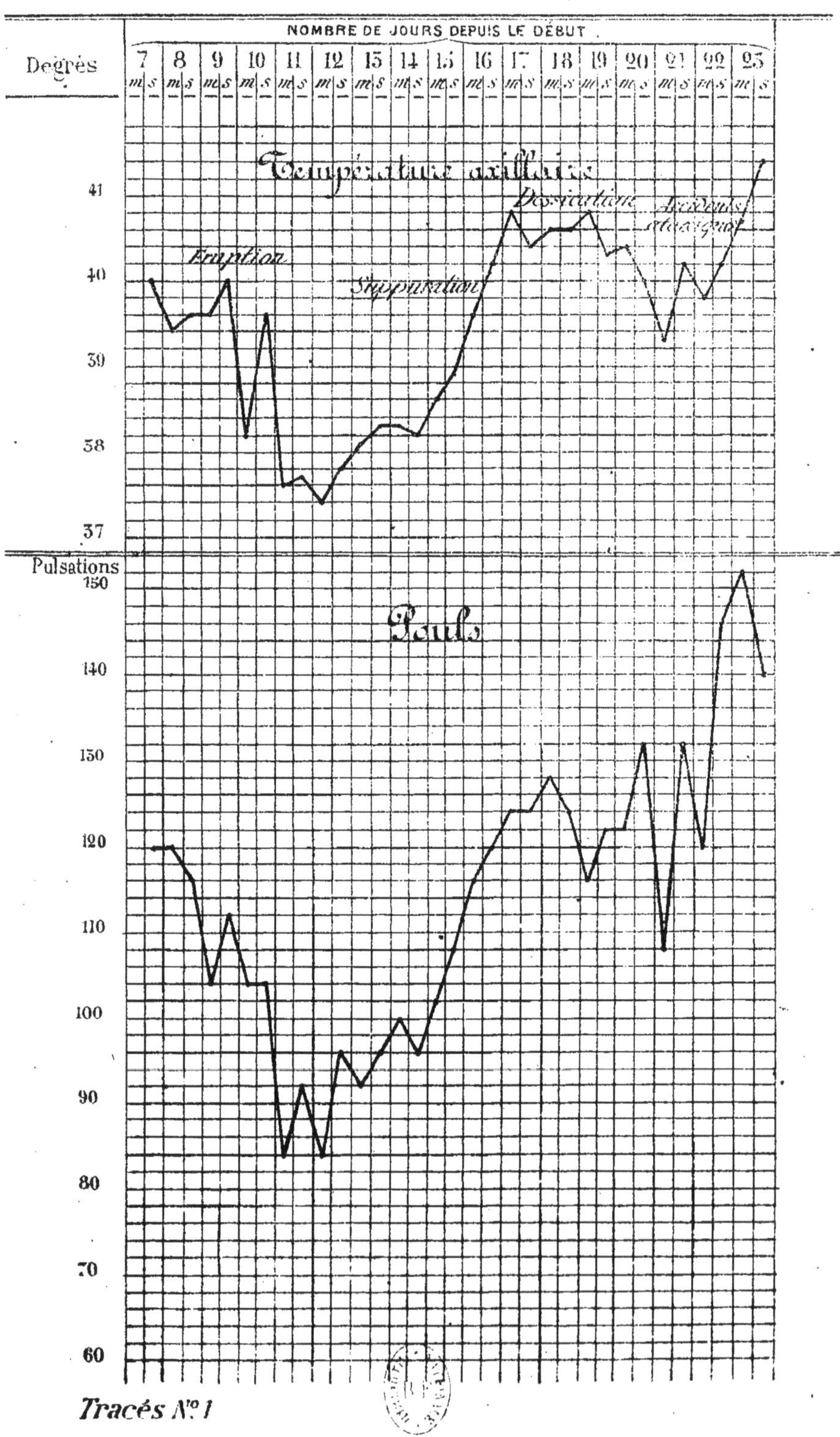

Tracés N° 1

VARIOLE EN CORYMBE BÉNIGNE

Température très élevée au début

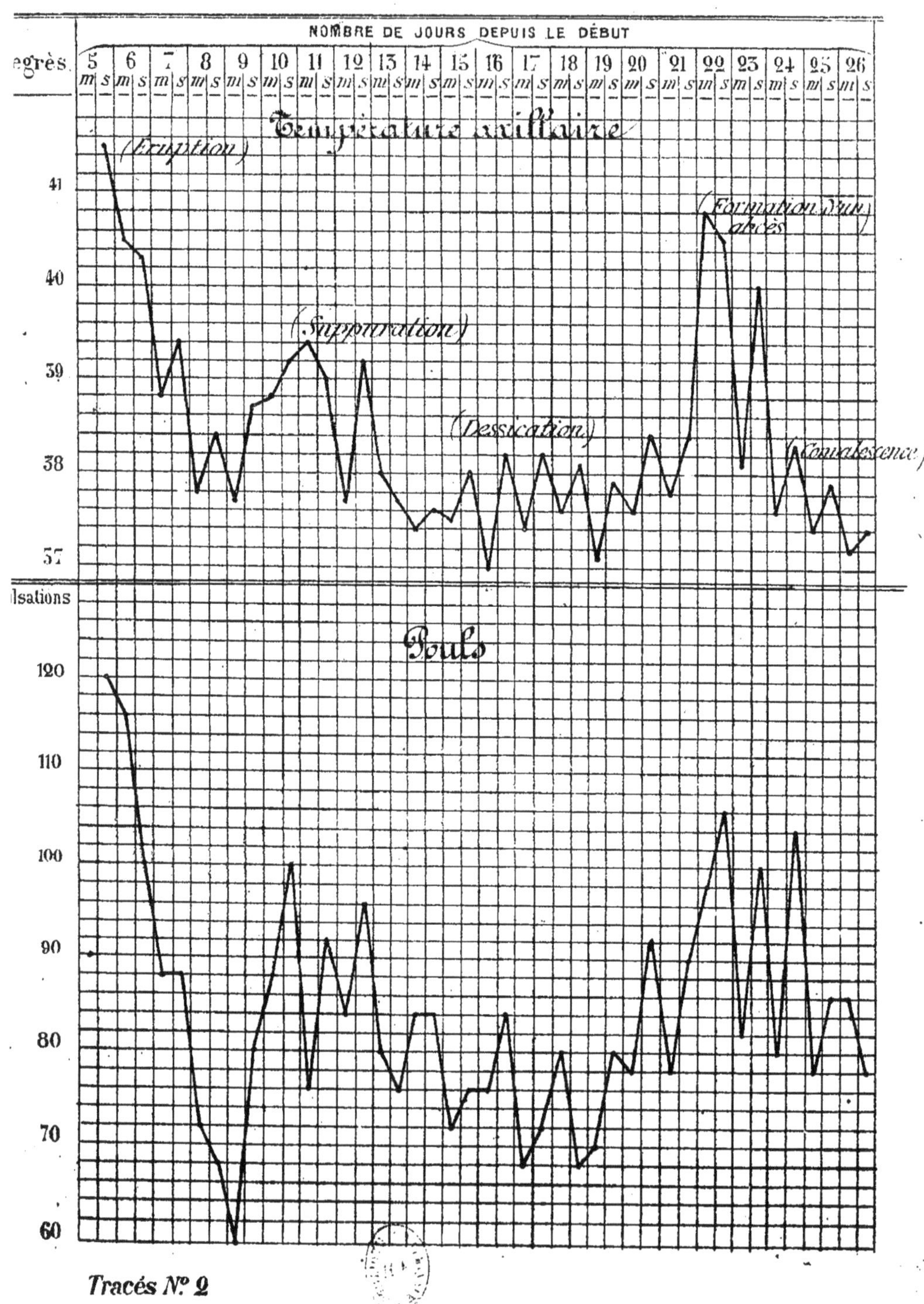

Tracés N° 2

VARIOLOIDE

avec température très élevée, au début.
Période d'invasion très courte.
Defervescence rapide

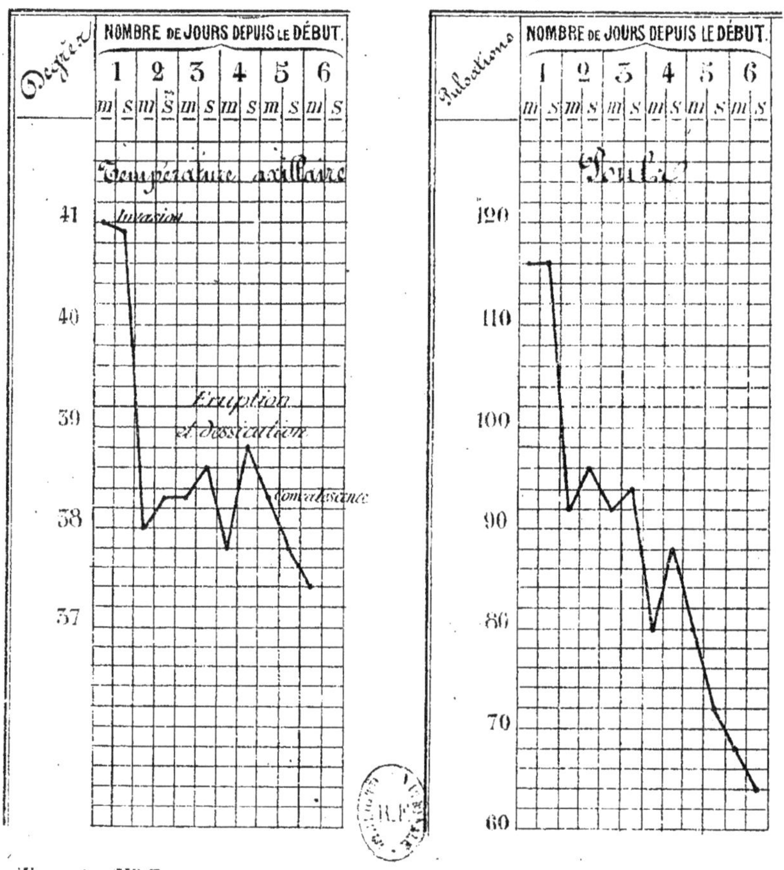

Tracés N° 3

www.ingramcontent.com/pod-product-compliance
Ingram Content Group UK Ltd.
Pitfield, Milton Keynes, MK11 3LW, UK
UKHW020502230726
13925UKWH00005B/2070